DES

MICROBES DE L'OREILLE

(BACTÉRIOLOGIE — THÉRAPEUTIQUE)

PAR

Le Dr A. MARTHA

ANCIEN INTERNE DES HOPITAUX DE PARIS

Mémoire couronné par l'Académie de Médecine

(PRIX MEYNOT, 1892)

PARIS

G. STEINHEIL, ÉDITEUR

2, RUE CASIMIR-DELAVIGNE, 2

—

1893

DES

MICROBES DE L'OREILLE

(BACTÉRIOLOGIE — THÉRAPEUTIQUE)

DES

MICROBES DE L'OREILLE

(BACTÉRIOLOGIE — THÉRAPEUTIQUE)

PAR

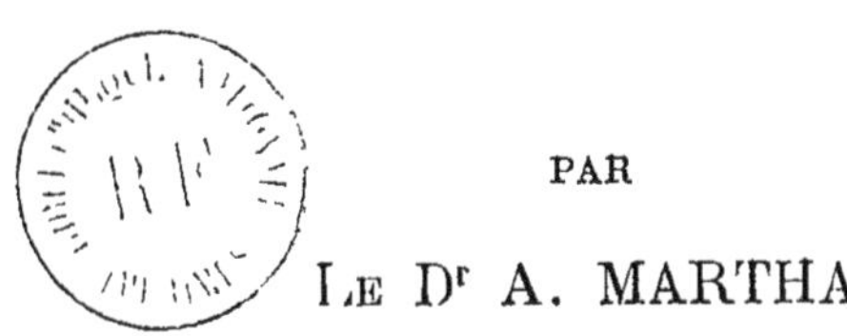

LE Dr A. MARTHA

ANCIEN INTERNE DES HOPITAUX DE PARIS

Mémoire couronné par l'Académie de Médecine

(PRIX MEYNOT, 1892)

PARIS

G. STEINHEIL, ÉDITEUR

2, RUE CASIMIR-DELAVIGNE, 2

1893

DES

MICROBES DE L'OREILLE

(BACTÉRIOLOGIE — THÉRAPEUTIQUE)

___

AVANT-PROPOS.

Dans ce travail nous ne nous sommes occupé que de la *partie bactériologique* relative aux sécrétions normales et pathologiques des oreilles.

Nous avons indiqué sommairement les recherches faites sur les *différents champignons* découverts dans le conduit auditif et nous n'avons pas cru devoir y insister longuement. Cette partie (aspergillus, mucor, etc.) comprend des champignons qui ont été étudiés avec grand soin depuis longtemps, avant que le perfectionnement des microscopes et de la technique eût permis d'approfondir la question des micro-organismes.

Nous nous sommes peu étendu sur le traitement, car notre but n'était pas d'approfondir cette question : nous voulions simplement prouver par quelques expériences de *thérapeutique* le rôle important joué par des médicaments insuffisamment aseptiques dans la marche des affections auriculaires : aussi avons-nous cherché à montrer par de nombreuses cultures d'instruments ayant servi à l'examen des oreilles et mal nettoyés, comme il arrive trop souvent, combien l'asepsie devait être faite avec soin pour éviter des accidents consécutifs. Nous avons eu les mêmes résultats en pratiquant l'analyse bactériologique d'un certain nombre de médicaments placés ordinairement dans le conduit auditif.

INTRODUCTION

Les affections des oreilles, souvent négligées par les malades et par les médecins, produisent de nombreuses infirmités contre lesquelles on essaye de lutter tardivement, alors que la lésion a évolué et que le traitement est impuissant à en arrêter les progrès.

Pour se convaincre des ravages occasionnés par les maladies des oreilles nous engageons le lecteur à consulter « la *Statistique médicale de l'armée française* ».

Dans cet important recueil on trouve d'intéressantes statistiques relatives aux affections auriculaires. C'est ainsi qu'en 1889 les malades traités à l'infirmerie dans l'armée française ont été (*Maladies des yeux et des oreilles, non compris les conjonctivites*) (1) au nombre de *1676*, représentant *20.565* journées de traitement (2).

Les malades envoyés à l'hôpital pour ces mêmes affections ont été au nombre de 3242 ; il y a eu 3 décès par *otite chronique* (3).

(1) On ne voit pas pourquoi, dans cette statistique, l'autorité militaire mélange les maladies des yeux et des oreilles, et ne fait pas rentrer les conjonctivites dans les affections des yeux.

(2) *Statistique médicale de l'armée*, 1889, page 146.

(3) *Loc. cit.*, pages 154 et 168, 218.

Les hommes retraités, réformés et mis en non activité, pendant la même année se répartissent ainsi :

Otites chroniques.	à l'arrivée au corps . . .	26
	après l'incorporation. . .	174
Perforation du tympan.	à l'arrivee au corps..	18
	après l'incorporation . . .	105
Polypes de l'oreille	à l'arrivée au corps. . . .	11
	après l'incorporation.. . . .	94
Surdités de cause indéterminée.	à l'arrivée au corps. . . .	1
	après l'incorporation.. . . .	1

La *statistique de l'armée* contient aussi le nombre de soldats, par corps d'armée, entrés à l'hôpital avec une *affection d'yeux ou d'oreilles*. Nous ne donnerons ici que le compte-rendu des malades du premier corps d'armée, y compris les garnisons de Paris, Versailles et St-Germain.

En 1889, dans le premier corps, il y a eu 277 hommes qui sont entrés à l'hôpital pour ces affections : ces 277 entrées ont donné lieu au chiffre de 6319 journées d'hôpital (1).

La moyenne générale pour toute la France est, sur 10.000 conscrits examinés, de 55 exemptés ou classés dans les services auxiliaires pour affection des oreilles (2).

Les résultats bactériologiques obtenus, grâce aux intéressants travaux de Vignal (3), sur les microbes de la bouche, permettaient de penser que l'oreille devait être, elle

(1) Nous ferons remarquer que tous ces malades ont déjà subi une sélection, puisque les conseils de révision ont écarté un certain nombre d'individus pour surdité, otites chroniques, etc.

(2) Nimier, Répartition des affections de l'oreille, *Annales des maladies de l'oreille*, oct. 1892.

(3) Vignal, *Archives de physiologie*, 1886, page 325.

aussi, très riche en microbes à l'état normal, et encore plus à l'état pathologique.

La situation anatomique de l'oreille l'expose doublement à l'envahissement par les microbes : d'un côté, en effet, elle est en rapport avec l'air extérieur ; et l'oreille externe présente elle-même une disposition telle que les poussières de l'air sont naturellement portées, comme les ondes sonores, vers le conduit auditif.

De l'autre côté, elle a des relations étroites et continues avec les systèmes respiratoire et digestif ; par la trompe d'Eustache elle se trouve exposée à tous les microbes que la respiration amène dans les voies aériennes et à tous ceux, plus nombreux et plus redoutables encore, qui sont en si grand nombre dans les voies digestives supérieures, bouche et pharynx.

Comme l'oreille ne permet pas l'écoulement facile des sécrétions normales ou pathologiques, cette stagnation de cérumen ou de pus dans un conduit étroit est une cause qui facilite le développement des micro-organismes.

Un certain nombre d'otologistes ont recherché dans les sécrétions normales et pathologiques de l'oreille les micro-organismes qui pouvaient s'y trouver. Mais en présence des résultats parfois très différents obtenus par ces auteurs, nous avons tenté de contrôler leurs recherches, en examinant un grand nombre de malades : nos conclusions reposent donc sur une statistique relativement développée.

Nous avons ensuite insisté sur l'antisepsie des instruments et des médicaments souvent si négligée par les médecins et par les malades. Nous avons voulu montrer, par des cultures diverses de spéculum, sondes, etc., quelles précautions devait prendre le médecin pour éviter d'inoculer certains microbes à ses malades.

Notre travail comprendra donc une partie de *bactériologie* et l'autre de *thérapeutique générale* (1).

(1) Nos recherches bactériologiques ont été faites dans le laboratoire de M. le Professeur Straus, à la Faculté de médecine.

Historique

Ce sont les furoncles de l'oreille qui ont été le point de départ des recherches de bactériologie : Lœwenberg (1), dans ses études sur les furoncles de l'oreille a décrit, dans le pus du bourbillon, des *staphylococci albus, aureus et citreus*.

La question des parasites végétaux de l'oreille avait été étudiée depuis longtemps, mais les recherches n'avaient porté que sur des champignons d'un ordre relativement supérieur. En 1844 Mayer avait déjà signalé la présence de l'aspergillus dans l'oreille humaine (2). Paccini et Schwartze (3) ont publié des observations analogues en 1865 (4).

Robert Wreden (5), au Congrès international des sciences médicales de Paris en 1867 fit une communication sur le développement des moisissures dans le conduit auditif externe et sur le tympan, qui donne lieu à une maladie qu'il appelle la *myringomycose*.

(1) Lœwenberg, *Union medicale*, 1888.
(2) *Muller's Archiv.*, page 401.
(3) *Archiv. f. Ohr.* 1865.
(4) On trouvera de nombreux renseignements bibliographiques dans l'article *oreille* de M. Ladreit de Lacharrière (in *Dict. des sciences médicales*).
(5) Nous avons pris tous ces renseignements relatifs aux moisissures parasitaires de l'homme dans un travail publié par le Dr Dubreuilh. *Archives de med. exper.*, 1er mai et juin 1891.

Cette affection est ordinairement due à :

des Aspergillus fumigatus.

— Aspergillus nigricans Wreden.

— Aspergillus flavescens Wreden.

Lindt a trouvé, dans un bouchon cérumineux de l'oreille une moisissure qu'il a cultivée, l'*Aspergillus malignus*; ce champignon ressemble assez à l'*Aspergillus fumigatus*, mais il en diffère par la forme des capitules conidifères dont les stérigmates et les chapelets de conidies sont dirigés dans tous les sens, tandis que dans l'*Aspergillus fumigatus*, les stérigmates qui ne couvrent que la moitié supérieure du réceptacle, sont tous dirigés en haut.

Siebenmann a observé deux cas d'otomycose due à l'*Aspergillus nidulans Eidam*.

L'*Eurotium aspergillus repens* a été vu trois fois dans l'oreille par Siebenmann. Au lieu de former des fausses membranes dans les conduits auditifs où la production du cérumen est entravée, l'*Eurotium repens* végète à la surface et dans l'intérieur des bouchons de cérumen ; aussi ne donne-t-il lieu à aucun symptôme subjectif, et est-il assez facile à faire disparaître. Il est caractérisé par des conidies ovales et allongées, et l'on voit, sur le bouchon de cérumen jaune ou brun, un duvet cotonneux ou un enduit verdâtre (conidies) avec un pointillé jaune dû aux périthèces. On peut encore trouver des fructifications conidiennes dans la masse du cérumen sous forme de taches ou de points vert-noirâtre.

Jakowski a publié l'observation d'une femme qui souffrait des oreilles : on en retira des fausses membranes brunâtres qui se reproduisirent avec une grande ténacité et dans lesquelles la culture montra la présence du *mucor ramosus Lindt.*

Le *mucor corymbifer* a été observé dans l'oreille par Siebenman, par Hückel et par Graham.

Wreden a décrit sous le nom d'*otomyces purpureus* un champignon se rattachant au genre *mucor* ; Swan Burnett a observé un cas analogue : les bouchons cérumineux étaient d'un rouge vif, ressemblant à un caillot de sang ; deux jours après les parois du conduit auditif, mais non la membrane du tympan, étaient couvertes d'un enduit rouge vif, facile à détacher (1).

On a encore signalé dans l'oreille :

Le Verticillium graphii ;

Le Penicillium minimum ;

Le Mucor septatus ;

Le Trichothecium roseum.

Au point de vue clinique il y a, dit le Dr Dubreuilh, deux formes d'otomycose bien distinctes. *Dans la première* le conduit est obstrué par une masse fournie exclusivement par le champignon, formé de membranes mycéliennes plissées. Le cérumen manque presque complètement, le conduit altéré fournit une sécrétion séreuse peu abondante, qui sert de culture pour la moisissure. Comme ces conditions sont entretenues par le parasite lui-même, la maladie est tenace et récidivante.

Dans la seconde, le bouchon est constitué par du cérumen infiltré par le champignon auquel il sert de terrain de culture. Le conduit est, du reste, normal, et un nettoyage

(1) Pour la description complète de ce champignon voir Dubreuilh, *loc. cit.*

complet du conduit suffit généralement pour amener la guérison.

La première forme est la plus commune. Elle peut être produite soit par des aspergillus, soit par des mucor.

La deuxième forme a été observée avec l'*Eurotium repens*, l'*Eurotium malignum*, l'*Otomyces purpureus*.

Ni l'une ni l'autre forme n'est donc liée à une espèce botanique spéciale, mais à plusieurs.

Qu'il s'agisse de la première ou de la deuxième forme, la moisissure ne joue ici qu'un rôle de saprophyte et non de parasite vrai. Elle ne se développe pas dans les tissus aux dépens des éléments vivants ; elle végète dans les produits de sécrétion de l'organisme, sécrétion anormale dans un cas et normale dans l'autre.

Bezold (1) a repris en 1888 cette question des parasites végétaux de l'oreille et est arrivé aux résultats suivants :
Il a rencontré :

    16 fois l'Aspergillus fumigatus.
     7 » l'Aspergillus niger.
     2 » l'Aspergillus flavus.
     7 » le Verticillium graphii.
     1 » l'Aspergillus nidulans.
     1 » le Mucor septatus de Bezold.

Dans les sécrétions nasales normales, Reimann (2) a trouvé des bacilles et des cocci, et dans les sécrétions de l'ozène un bacille (?).

En 1888, Netter et Delpeuch (3) ont étudié, au point

(1) BEZOLD, *Congres de Wiesbaden*, 1888.
(2) REIMANN, *Journal of laryng. and rhin*, janv. 1888.
(3) *Societé anatomique*, oct. 1888.

de vue bactériologique, les pièces d'un malade atteint d'une carie ancienne du rocher, de phlébite suppurée des sinus, d'abcès du cervelet, etc. ; ils ont trouvé le *streptococcus pyogenes* et le *staphylococcus pyogenes aureus*, un *streptocoque à grains olivaires*, et *trois espèces de bacilles*.

De ses recherches bactériologiques sur les otites moyennes, Netter (1) est arrivé aux conclusions suivantes : les otites moyennes aiguës ne sont pas des entités morbides causées toujours par les mêmes agents parasitaires, et elles présentent des caractères cliniques différents suivant les microbes qui leur ont donné naissance ; l'otite à streptocoque est la plus fréquente et la plus grave par ses complications. L'otite à pneumocoque peut survenir dans le cours d'une pneumonie, ou aussi sans pneumonie ; se terminant par la guérison habituellement, elle peut néanmoins se compliquer de méningite. Le microbe de Friedlænder se rencontre également, ainsi que le staphylococcus pyogenes aureus, le staphylococcus albus, le staphylococcus flavus.

Zaufal (de Prague) a trouvé dans la sécrétion sanguino-séreuse obtenue par la paracentèse de la caisse du tympan, un bacille pourvu de capsules qui ne se distinguait en rien du bacille capsulé de Friedlænder (2).

Dans un autre cas il a observé dans le liquide muco-purulent retiré par la paracentèse, le diplocoque de Fraenkel.

Dans un troisième cas Zaufal a également trouvé le di-

(1) Netter, *Annales des maladies de l'oreille*, oct. 1888.
(2) *Semaine médicale*, déc. 1888 et *Prager medic. Wochenschrift*, n° 8, 1888.

plococcus pneumoniæ de Fraenkel ; *aucun de ces malades n'avait eu de pneumonie* (1).

D'après Rohrer (2), le prurit et l'eczéma du conduit auditif contiendraient des *diplocoques* ; dans les *sécrétions fétides* il y aurait constamment un bacille : dès que la sécrétion perd le caractère séreux pour devenir purulent, apparaissent les *staphylocoques*.

Le professeur Ignace Fenoglio, de Cagliari, étudiant l'otite moyenne infectieuse y a cherché en vain le bacille de Koch (3).

Le bacille *pyogenes fœtidus* et le *staphylococcus pyogenes aureus* ont été rencontrés par Habermann (4).

Siebenmann, cité par Kuhn (5) parle d'un cas d'otite moyenne où l'examen microscopique resta négatif, et où l'injection péritonéale expérimentale provoqua le développement d'une péritonite tuberculeuse.

Netter (6), dans un mémoire sur les altérations de l'oreille moyenne chez les enfants en bas âge, dit avoir toujours rencontré soit le *streptococcus pyogenes*, soit le *staphylococcus pyogenes*, soit le *pneumococcus*.

---

(1) Les observations de Zaufal sont particulièrement intéressantes, parce qu'il a eu l'occasion de pratiquer l'analyse bactériologique des sécrétions auriculaires recueillies a la suite de la paracentèse du tympan ; aussi les résultats qu'il a obtenus peuvent-ils être considérés comme étant beaucoup plus exacts que ceux donnés par la plupart des observateurs qui ont recueilli et analysé le pus plusieurs jours après la déchirure du tympan.

(2) *Berlin. klin. Woch.*, n° 6, 11 fév. 1889.

(3) *Annales des mal. de l'oreille*, mai 1889.

(4) *Archiv. f. Ohr.*, vol. XXVIII.

(5) *Berlin. klin. Woch.*, 1889.

(6) Netter, *Société de Biologie*, avril 1889.

Rohrer (1) ne s'est occupé que des bactéries du cérumen, et a pu analyser 50 cas ; il a trouvé 16 formes différentes de bactéries.

Dans six cas nouveaux d'otite moyenne aiguë, Zaufal (2) a observé le *diplocoque pneumonique* de Fraenkel ; dans 2 cas ces diplocoques furent trouvés immédiatement après l'ouverture chirurgicale du tympan ; dans les autres cas, plus ou moins longtemps après la perforation spontanée.

« Ces microbes pénètrent sans doute, dit l'auteur, dans l'oreille moyenne par la trompe d'Eustache : — on trouverait peu d'organismes dans l'oreille moyenne du lapin. — Il est probable que ces microbes peuvent devenir inoffensifs pendant longtemps ».

Dans une étude bactériologique des otites moyennes purulentes Gradenigo (3) est arrivé aux résultats suivants :

Il a trouvé :

Cas d'otite moyenne purulente	2 fois.	le diplococcus pneumoniæ de Frœnkel.
	1 fois.	le diplococcus pneumoniæ de Frœnkel. le staphylococcus pyogenes aureus. le staphylococcus pyogenes albus.
	1 fois.	le staphylococcus pyogenes aureus. le staphylococcus pyogenes albus.
Cas d'otites chroniqu.	1 fois.	le proteus vulgaris.
	1 fois.	le proteus vulgaris. le staphylococcus pyogenes aureus. le staphylococcus pyogenes albus.
	1 fois.	le staphylococcus pyogenes aureus. le staphylococcus pyogenes albus.
	1 fois.	le proteus vulgaris. le staphylococcus aureus. le staphylococcus albus.

(1) Rohrer, *Congrès d'otologie* 1889.
(2) *Prag. med. Woch.*, n° 6, 12, 15, 1889.
(3) Gradenigo, Mémoire lu au *Congrès international d'otologie de Paris*, 1889.

L'auteur analysant les cas d'otite moyenne où existait le *streptococcus pneumoniæ* de Fraenkel, trouve qu'ils sont au nombre de 14, et qu'ils se rencontrent dans les formes aiguës :

7 cas de Zaufal.

4 — Weichselbaum.

2 — Netter.

1 — Scheibe.

3 — Gradenigo.

Lévy et Schrader (1) ont pratiqué l'examen bactériologique dans 23 cas de suppurations aiguës ou chroniques de l'oreille moyenne, dont 7 affections de l'apophyse mastoïde : ils y ont trouvé les micro-organismes les plus divers.

Ces résultats sont donc contraires à l'assertion de ceux qui croient pouvoir, de la prédominance d'un certain micrococoque, tirer des conclusions relativement à la gravité et à l'évolution d'une otite moyenne ; telle est la conclusion à laquelle arrivent ces auteurs.

A la suite de l'influenza, Zaufal (2) fit des recherches bactériologiques dans les otites consécutives à la grippe. Dans un cas il a trouvé le *streptococcus pyogenes*, et dans l'autre le *diplococcus pneumoniæ*.

Chantemesse (3), dans un cas d'otite purulente grippale isola, de la sécrétion, des *staphylocoques*.

Gradenigo et Penzo (4), ont fait des recherches bactériologiques sur le contenu de la caisse tympanique dans

(1) *Berlin. klinis. Woch.*, 48. 2 déc. 1889.
(2) *Prager. med. Woch.*, fév. 1890.
(3) Chantemesse, *Gazette hebdomadaire de médecine*, mars 1890.
(4) Gradenigo et Penzo, *Académie royale de médecine de Turin*, juillet 1890.

les cadavres de nouveau-nés et d'enfants à la mamelle ;
ils ont trouvé :

Le micrococcus cereus albus
—   —   albus
—   —   subflavus
—   —   subflavus caudicans
—   —   flavus
Le diplococus lactis faviformis.
Le bacillus iridescens
—   —   fluorescens
—   —   luteus
—   —   flavus tardigravus
—   —   flavus liquefaciens
—   —   ureœ liquefaciens.

Aucun de ces microorganismes n'est pathogène.

Au congrès de Berlin (1), Gradenigo a fait une communication sur les microorganismes dans les affections de l'oreille moyenne et leurs complications ; il a rencontré :

Dans 6 cas | le diplo-streptococcus pneumoniœ de Fraenkel.

Dans 1 cas { le diplo-streptococcus.
le staphylococcus pyogenes albus.
le staphylococcus pyogenes aureus.

Dans 2 cas | le staphylococcus pyogenes albus.

Dans 1 cas { le staphylococcus pyogenes albus.
le staphylococcus pyogenes aureus.

Plusieurs de ces malades avaient eu l'influenza.

Souvent il y avait en même temps de nombreux saprogènes, proteus vulgaris, etc.

Dans de nouvelles observations faites par Zaufal (2) sur

(1) *Congres de Berlin*, 1890.
(2) ZAUFAL, *Congres de Berlin*, 1890.

les microorganismes dans les affections de l'oreille, cet auteur peut recueillir :

Le bacillus pneumoniæ de Friedlænder,
Le diplococcus pneumoniæ de Frænkel.

Des micro-organismes pyogènes.
{ Streptoc. pyogenes.
Staphylo. py. albus.
Staph. py. aureus.
Staph. cereus albus.
Staphyl. tenuis.

Le bacillus tenuis.
Le micrococcus tetragenes.
Le bacillus pyocyaneus.
L'oïdium albicans.

Dans des recherches histologiques et bactériologiques sur les affections de l'oreille moyenne dans les différentes formes de la diphtérie, Moos (1) a trouvé dans plusieurs cas, des microcoques et des streptocoques, mais n'a pas rencontré les bacilles de Klebs-Lœffler.

Maggiora et Gradenigo (2), dans des recherches bactériologiques sur l'étiologie des inflammations catarrhales de l'oreille, ont montré l'action des microbes qui se trouvent dans les affections du nez ou pharynx, des amygdales sur les inflammations catarrhales de la caisse.

Dans son *Manuel des maladies des oreilles*, Rohrer (3) parle des microcoques pyogènes trouvés dans le pus d'otites moyennes : mais il semble que l'auteur n'ait point fait de recherches personnelles, et qu'il se contente de citer les observations recueillies çà et là, sans précision suffisante.

(1) Moos, *Zeitschr. f. Ohr.*, vol. XX.
(2) Maggiora et Gradenigo, *Centralblatt f. Bakt. und Parasitenkunde*, nov. 1891, p. 625.
(3) *Lehrbuch*, etc. Leipzig, 1891.

Observations d'examens bactériologiques.

Nos examens (1) ont porté tantôt sur des lamelles enduites de pus ; tantôt nous avons semé le pus, pris antiseptiquement soit dans le conduit auditif externe, soit dans la
caisse, à l'aide d'un fil de platine stérilisé à la flamme, sur
des tubes de gélatine, et de gélose qui ont été ensuite
placés à l'étuve.

Nous avons également employé les cultures en boîtes de
Petri ; enfin nous avons dans certains cas soumis le produit de nos cultures à des inoculations aux animaux, soit
à l'aide de simples piqûres, soit à l'aide d'injections souscutanées de bouillon.

Dans aucune de nos observations nous n'avons recueilli
du pus immédiatement après la paracentèse du tympan,
n'ayant malheureusement pas eu, pendant la durée de nos
recherches, l'occasion de voir un malade nécessitant cette
intervention. Ce n'est jamais que quelques jours, quelques
semaines ou quelques mois après le début de l'écoulement que nous avons pu prendre et examiner les sécrétions.

Aussi nos résultats, comme ceux, du reste, de la plupart des observateurs, sont sujets à discussion, puisqu'on
peut toujours leur reprocher de porter sur une suppura-

(1) Ces malades appartenaient presque tous à la clinique otologique
que dirige à l'Institut des sourds-muets notre très éminent maître le
Dr Ladreit de Lacharrière.

lion ouverte ancienne, dans laquelle le microbe *primitive-ment coupable* a disparu et a pu être remplacé par un autre organisme pyogène (1).

OBSERVATION 1. — Il s'agit d'un enfant de 7 ans qui a une otite de la caisse depuis plus de 6 mois : le pus contient le *staphylococcus pyogenes albus*.

OBSERVATION 2. — Homme de 32 ans, employé au chemin de fer d'Orléans : aspect pâle, amaigri, toux continuelle ; craquements secs aux deux sommets.

Depuis trois mois ses oreilles coulent : le pus examiné au point de vue de la tuberculose ne contient pas de bacilles de Koch : on trouve le *staphylococcus pyogenes aureus* et le *staphylococcus albus*.

OBSERVATION 3. — Enfant de 6 ans, n'ayant jamais été malade, et paraissant avoir une bonne santé ; il présente depuis six semaines un écoulement purulent d'oreille survenu à la suite de violentes douleurs auriculaires : *streptococcus pyogenes*.

OBSERVATION 4. — Jeune fille âgée de 15 ans atteinte depuis l'enfance d'un écoulement d'oreille ; otite double des caisses : *staphylococcus pyogenes albus*.

OBSERVATION 5. — Homme de 54 ans présentant depuis plusieurs mois un écoulement d'oreille; l'examen otoscopique permet de voir un eczéma généralisé du conduit auditif, avec intégrité de la membrane : *staphylococcus albus*.

OBSERVATION 6. — Homme de 22 ans, atteint de syphilis et de blennorrhagie ; il présente une perforation récente du tympan,

(1) Nous croyons inutile d'entrer dans les détails connus de culture sur plaque, gélatine, gélose, etc. Chez presque tous nos malades ces différents procédés ont été employés. Nous ne donnerons, dans nos observations, que les résultats obtenus.

avec écoulement purulent. Comme ce malade a, nous dit-il, l'habitude de se gratter souvent le conduit auditif avec ses doigts, contaminés peut-être de pus blennorrhagique, nous cherchons, en vain, sur des lamelles les micrococci de Neisser : on ne trouve que le *micrococcus tetragenes* et le *staphylococcus citreus*.

OBSERVATION 7. — Cet homme âgé de 60 ans a depuis longtemps des poussées d'eczéma du conduit ; depuis une dizaine de jours est apparu un écoulement purulent : *streptococcus pyogenes*.

OBSERVATION 8. — Sœur des pauvres, 23 ans ; depuis deux ans a un écoulement purulent des 2 oreilles ; de chaque côté les osselets ont disparu ; *staphylococcus pyogenes albus*.

OBSERVATION 9. — Garçon de 16 ans, bonne santé habituelle, malgré une otite purulente datant de 3 années, et ayant amené la destruction du tympan : *staphylococcus albus*.

OBSERVATION 10. — Enfant de 14 ans. Depuis l'enfance écoulement purulent dû à une otite chronique de la caisse avec destruction de la membrane. *Micrococcus versicolor de Flugge* et *staphylococcus albus*.

OBSERVATION 11. — Enfant de 14 ans ; depuis 7 ans ses oreilles coulent ; perforation de chaque côté. *Staphylococcus albus* et *micrococcus tetragenes*.

OBSERVATION 12. — Garçon de 16 ans ; bonne santé habituelle : depuis trois ans il se plaint d'un écoulement dû à une perforation double : *staphylococcus albus*.

OBSERVATION 13. — Garçon de 15 ans ; depuis un an écoulement purulent ; perforation : *diplocoques* ne présentant pas les caractères de ceux de la pneumonie ; une souris est inoculée sans résultat.

Observation 14. — Homme de 50 ans qui depuis 12 jours a un écoulement purulent ; perforation du tympan près du cercle tympanique ; *staphylococcus albus*.

Observation 15. — Homme de 18 ans, strumeux, mauvaise santé, tousse souvent depuis plusieurs années ; tuberculose pulmonaire à la seconde période ; *pas de bacilles de Koch dans le pus ; staphylococcus albus*.

Observation 16. — Homme de 25 ans, saturnin et albuminurique ; souffre de l'oreille depuis 4 mois ; perforation avec écoulement purulent abondant ; *staphylococcus* et *longs bacilles* (?).

Observation 17. — Femme de 24 ans ; écoulement purulent depuis près de deux ans ; la suppuration n'a pas cessé pendant tout ce temps ; il existe une destruction très grande du tympan : *Streptococcus pyogenes* ; une souris inoculée meurt en moins de 48 heures ; des cultures du sang de l'animal donnent des *streptococci*.

Observation 18. — Homme de 43 ans ; à la suite de l'influenza, il y a 2 ans, a eu un écoulement purulent par l'oreille ; perforation du tympan ; *staphylococcus albus*.

Observation 19. — Jeune fille âgée de 15 ans ; otite de la caisse depuis trois mois ; *streptococcus pyogenes* ; une souris inoculée sous la peau meurt en six jours ; le sang recueilli dans le cœur de l'animal contient un grand nombre de *streptocoques* ; par ensemencement sur tubes on obtient de nouveau le microorganisme.

Observation 20. — Homme de 30 ans ; depuis trois ans otites fréquentes ; eczéma du conduit ; rien aux membranes ; *staphylococcus albus*.

Observation 21. — Homme de 28 ans ; toujours bonne santé ;

otite moyenne depuis 3 ans ; *gros bacilles* que nous n'avons pu, malgré nos examens et cultures, caractériser.

OBSERVATION 22. — Enfant de 3 ans, bonne santé ; depuis six mois l'enfant a un écoulement ; large perforation, *staphylococcus albus.*

OBSERVATION 23. — Otite de la caisse chez un enfant de 8 ans depuis 2 ans ; *staphylococcus pyogenes albus* et *bacilles* (?).

OBSERVATION 24. — Jeune homme de 18 ans qui depuis plusieurs semaines souffre d'un écoulement purulent ; à l'examen otoscopique on trouve dans le conduit auditif, au voisinage du tympan, un *gros polype* : *staphylococcus albus.* L'examen ultérieur de l'oreille permit de constater qu'il n'y avait pas de perforation de la membrane.

OBSERVATION 25. — Enfant de 3 ans ; poussées d'herpès dans le conduit auditif externe ; *staphylococcus albus.*

OBSERVATION 26. — Femme de 23 ans ; otite externe depuis trois mois ; eczéma du conduit ; *staphylococcus albus.*

OBSERVATION 27. — Homme de 25 ans ; depuis son enfance otite de la caisse ; *streptocoques.*

OBSERVATION 28. — Homme de 36 ans ; otite double de la caisse depuis plusieurs années ; mauvaise santé ; tousse presque toujours ; submatité au sommet gauche et craquements secs ; *staphylococcus albus,* mais pas de *bacilles de Koch* dans l'écoulement.

OBSERVATION 29. — Nous grattons avec un fil de platine stérilisé le fond de l'oreille d'une souris bien portante ; les cultures nous montrent le *streptococcus pyogenes* qui, injecté à une souris, lui donne la mort en 3 jours.

Observation 30, — (Voir page 28).

Observation 31. — Enfant de 8 ans ; depuis 2 ans otite moyenne ; *streptocoques* ; une souris inoculée meurt en 50 heures.

Observation 32. — Homme de 27 ans ; suppuration depuis 7 années ; le tympan est perforé ; *staphylococcus albus.*

Observation 33. — Homme de 55 ans ; n'a jamais eu d'écoulement ou souffert des oreilles ; depuis une semaine entend mal ; bouchon cérumineux ; *staphylococcus pyogenes albus.*

Observation 34. — Homme de 28 ans ; toujours bonne santé ; n'a jamais souffert des oreilles ; bouchon cérumineux ; *staphylococcus albus.*

Observation 35. — Homme de 34 ans ; bouchon cérumineux ; *streptococcus pyogenes* et *bacilles* (?)

Observation 36. — Oreille normale d'un cobaye ; grattage du conduit auditif externe ; *streptocoques.*

Observation 37. — Femme de 21 ans ; mauvaise santé ; tuberculose pulmonaire ; otite moyenne depuis près d'un an ; *staphylococcus albus* ; pas de bacilles de Koch dans l'écoulement.

Observation 38. — Homme de 59 ans. Eczéma du conduit auditif externe, sans perforation ; *streptococcus pyogenes.*

Observation 39. — Homme de 58 ans. Ecoulement purulent depuis 5 ans ; otite moyenne avec destruction du tympan ; *staphylococcus et micrococcus tetragenes.*

Observation 40. — Homme de 35 ans. Otite de la caisse depuis 2 ans ; *streptocoques* ; inoculation à une souris qui meurt le quatrième jour ; son sang semé dans du bouillon donne de nouveau le *streptocoque*.

OBSERVATION 41. — Jeune homme de 14 ans ; depuis 4 mois otite de la caisse ; *streptococcus*.

OBSERVATION 42. — Femme de 35 ans ; pas d'écoulement ; mais depuis quelques mois elle se plaint de mal entendre les personnes qui lui parlent ; l'examen otoscopique permet de voir une sclérose du tympan avec formation de plaques fibreuses ; au voisinage du manche ; longs *bacilles* (?) et *streptocoques* qui inoculés à une souris amènent la mort de l'animal en 48 heures ; nous semons avec succès sur gélatine une goutte du sang pris dans le cœur.

OBSERVATION 43. — Homme de 40 ans ; herpès du conduit auditif externe ; *gros bacilles* liquéfiant la gélatine ; nous n'avons pu, malgré les cultures, les caractériser.

OBSERVATION 44. — Homme de 54 ans. Oreille normale ; bouchon cérumineux depuis un mois ; *streptocoques* et *microcoques tetragenes, micrococcus prodigiosus*.

OBSERVATION 45. — Enfant de 10 ans ; otite moyenne datant de l'âge de 3 ans. *Streptocoques*; une souris inoculée meurt en moins de 24 heures.

OBSERVATION 46. — Homme de 38 ans ; herpès du conduit. Streptocoques.

OBSERVATION 47. — Enfant de 12 ans ; otite de la caisse depuis 3 ans ; *micrococci* et bacilles gros et petits ; malgré de nombreuses cultures il nous a été impossible de caractériser ces micro-organismes.

OBSERVATION 48. — Jeune fille de 15 ans. Otite purulente de la caisse depuis trois mois ; streptocoques inoculés avec succès à une souris.

Observation 49. — Homme de 28 ans, otite double des caisses en voie de guérison ; il n'y a plus, depuis une dizaine de jours qu'un écoulement séreux. *Streptocoques.*

Observation 50. — (Voir page 29).

Les observations 30 et 50 ont été l'objet de notre part de recherches sur lesquelles nous croyons utile de nous étendre davantage ; chez ces deux malades nous avons trouvé le *bacille pyocyanique* à l'état de pureté ; et, comme l'action de ce bacille est encore à l'étude, que son action pathogène, longtemps méconnue et discutée, est admise aujourd'hui par quelques auteurs, nous avons essayé de montrer que ce *bacille* était capable, dans certains cas, à lui seul, de donner lieu à la suppuration du côté de l'oreille (1).

Observation 30 (2). — Un homme de 27 ans se présente, le 28 mars 1891, dans le service de M. Ladreit de Lacharrière, à la clinique des sourds-muets, pour un écoulement d'oreilles.

C'est un homme maigre, pâle, qui tousse depuis plusieurs années et qui a déjà eu plusieurs hémoptysies. Sa santé n'a jamais été bonne ; outre des gourmes et la rougeole, il a présenté dans son enfance des abcès au niveau du cou. On voit, en effet, le long du bord antérieur du sterno-mastoïdien gauche, des cicatrices irrégulières d'abcès strumeux ; à l'auscultation on entend de nombreux râles de bronchite, et des râles sous-crépitants aux sommets.

(1) Charrin, *La maladie pyocyanique*, 1889. *Société de biologie*, 1890. *Société médicale*, 1890.
(2) Martha, *Archives de médecine experimentale*, 1891.

Depuis quatre mois le malade a un écoulement purulent de l'oreille droite qui ne s'est jamais tari complètement. De temps en temps l'oreille a été le siège de vives douleurs suivies d'une recrudescence de l'écoulement.

L'examen otoscopique permet dé voir un conduit enflammé, rempli de pus ; le tympan a disparu, sauf dans le segment antérieur qui est fermé par un débris de membrane rouge, macérée par le pus.

OBSERVATION 50. — Enfant de 13 ans qui, le 8 décembre, se présente à la clinique des sourds-muets pour un écoulement d'oreilles : l'enfant est bien développé, et semble avoir une bonne santé. Il n'a jamais été malade, sauf au moment de l'influenza où il a dû garder le lit pendant quelques jours ; il n'a rien présenté du côté des oreilles à cette époque.

Depuis trois mois il perd continuellement du pus par l'oreille droite ; depuis quelques jours l'enfant est sourd ; il ne perçoit pas la montre placée près de l'oreille ; pour qu'il l'entende, on est obligé de la faire reposer sur l'apophyse mastoide.

Jusqu'à ce jour, le traitement a consisté simplement en deux lavages à l'eau de guimauve en 4 mois ; de plus l'enfant porte continuellement un bandeau.

L'examen otoscopique laisse voir un conduit rouge ; on aperçoit le fond de la caisse qui est fongueux ; il n'y a pas de trace de tympan.

Le pus de ces deux malades a été traité et examiné de la même façon ; les résultats ont été les mêmes.

Nous avons recueilli directement dans l'oreille, avec un fil de platine stérilisé, un peu de pus ; nous en avons étalé sur des lamelles et semé dans du bouillon, dans des tubes de gélose ; nous avons également fait des plaques de gélatine.

Les lamelles ont été colorées à l'aide de la solution de Ziehl, décolorées à l'acide sulfurique au quart ; chez aucun de ces malades ces lamelles n'ont montré de bacilles de la tuberculose ; les examens ayant été répétés plusieurs fois.

En traitant ces lamelles par la simple méthode de Weigert, on constata dans les deux cas la présence de courts bacilles dont la nature fut mise en évidence par les cultures.

Des traces de pus furent semés dans du bouillon, à la surface des tubes de gélose inclinés ; par piqûre dans des tubes de gélatine, et enfin ensemencées sur gélatine dont on pratiqua des cultures sur plaques.

Le bouillon ensemencé avec le pus et placé à l'étuve à 35° devint verdâtre en moins de 24 heures ; à sa surface on vit apparaître, vers le 2ᵉ ou le 3ᵉ jour, une pellicule blanchâtre, plissée, qui se déchire facilement si on vient à agiter, même légèrement, le ballon. Les jours suivants, le liquide se fonce, devient vert sale ; au fond on voit bientôt apparaître un sédiment blanc. Lorsque la teinte verdâtre est peu marquée, il suffit, pour que le bouillon présente une belle couleur verte, d'agiter fortement le ballon.

En ensemençant un peu de ce pus dans un tube de gélatine que l'on verse ensuite dans une boîte de Petri, de façon à obtenir des cultures sur plaques, il se forme, en moins de 24 heures de séjour à 20°, des petites colonies jaunâtres dont le centre se colore bientôt en vert, la teinte verte diffusant peu à peu dans toute l'étendue de la gélatine ; ces colonies s'entourent d'une zone de liquéfaction.

Sur tube incliné de gélose, on voit apparaître le long de la strie, en moins de 24 heures, une légère couche muqueuse grisâtre, ayant un aspect irisé, nacré ; au voisinage de la colonie ensemencée, la gélose prend un bel aspect verdâtre qui gagne rapidement toute la profondeur du tube. Cette teinte verte change de nuance ; ce vert devient plus foncé, et après une semaine environ, cette couleur verte tire sur le brun, et les jours suivants le tube est brun-noirâtre. Enfin, après deux ou trois semaines, la teinte brunâtre disparaît elle-même.

Les ensemencements sur pomme de terre nous ont donné les caractères suivants: il se produit un enduit brunâtre à reflets nacrés, qui, en vieillissant, fait place à une teinte brun-rougeâtre.

Toutes ces différentes cultures (gélose, gélatine, pomme de terre, bouillon) présentent l'odeur particulière dégagée par le *bacille pyocyanique*, odeur fécaloïde, urineuse.

Les *réactions chimiques* nous ont également prouvé que nous avions affaire au bacille du pus bleu : nous avons repris les essais de Gessard, et nous avons obtenu les différentes réactions signalées par lui.

On alcalinise des bouillons de culture avec l'ammoniaque et on les agite lentement avec du chloroforme ; ce dernier s'empare de la *pyocyanine*, et se colore en bleu. Comme il a dissous des impuretés, des matières grasses, on filtre la dissolution et on l'agite avec de l'eau acidulée avec de l'acide sulfurique ; on obtient une *coloration rouge* qui, saturée par la potasse ou l'ammoniaque, passe au *bleu*. On filtre et on traite par le chloroforme qui entraîne la *pyocyanine*

Si on laisse alors évaporer ce chloroforme lentement, à l'air libre, sur une lame de verre par exemple, on obtient des cristaux (aiguilles, aigrettes ou octaèdres) d'un bleu foncé rappelant la teinte de l'indigo ; ce sont des *cristaux de pyocyanine*.

Nous avons injecté dans la veine marginale de l'oreille de lapins deux centimètres cube de bouillon ensemencé avec le ba_cille qui vient d'être décrit ; le lendemain les animaux étaient morts : à l'autopsie nous n'avons rien trouvé de particulier si ce n'est une congestion très vive des reins, il n'y avait pas d'urine dans la vessie. Nous ensemençons sur agar du sang pris dans le cœur, les poumons, le foie, la rate de ces lapins ; le lendemain nos tubes présentent le bel aspect verdâtre caractéristique. Les cultures ainsi obtenues étaient des cultures pures du *bacille pyocyanique*, et nous démontrent la présence du bacille du pus bleu dans le pus examiné.

Les particularités bactériologiques et chimiques, les injections aux animaux nous permettent donc d'affirmer que nous avons eu à faire au *bacille pyocyanique* dans ces deux observations.

Il faut se demander quel est le rôle que le *bacille du pus bleu* a pu jouer dans la suppuration de l'oreille de nos malades : d'abord est-il *pathogène* ? Longtemps les avis ont été partagés ; pour les uns c'est un microbe inoffensif, qui vient se mêler fréquemment aux autres ; pour d'autres Ledderhose (1), Charrin (2), Bouchard, c'est un microbe *pathogène* capable de provoquer et des troubles morbides et la mort chez divers animaux, en particulier chez le lapin.

Des nombreuses expériences entreprises par Charrin, il ressort qu'avec une culture très virulente il suffit d'injecter quelques gouttes dans la veine d'un lapin pour provoquer la mort de l'animal. Si on injecte sous la peau d'un cobaye quelques gouttes d'une culture pyocyanique, il se développe une tuméfaction se terminant par une ulcération ; si la quantité injectée dépasse 1 centimètre cube à 1 centimètre cube 1/2 l'animal peut mourir, la maladie s'étant généralisée.

Charrin a vainement cherché à inoculer le microbe du pus bleu en le plaçant à la surface des plaies atteintes ou non de suppuration et produites artificiellement chez le lapin. Il n'a observé ni accidents généraux, ni accidents locaux, ni coloration spéciale.

Nous n'avons pas été plus heureux lorsque nous avons essayé de reproduire expérimentalement la suppuration de la caisse du tympan à l'aide de nos cultures pures. Après avoir rasé le cartilage de l'oreille et lavé le conduit auditif au savon et à l'éther, on le désinfecte avec soin ainsi que

(1) *Berlin. klin. Woch.*, oct. 1889.
(2) *La maladie pyocyanique*, 1889, page 813.

la membrane du tympan : on perce celle-ci avec un fil rouge et on injecte dans la caisse quelques gouttes d'un bouillon virulent. Le pansement consiste en boulettes de coton aseptique ou stérilisé, le coton au sublimé pouvant gêner le développement du micro-organisme. Nous avons du reste opéré à peu près de la même manière que Zaufal, avec d'autres microbes pathogènes.

Jusqu'à présent nous avons constamment échoué et nous n'avons pas provoqué *d'otite pyocyanique* chez nos animaux.

Du reste on sait que les maladies expérimentales de l'oreille moyenne sont assez difficiles à produire même avec des microbes *pyogènes* : aussi notre échec ne prouve point, selon nous, que chez les malades que nous avons observés, le bacille pyocyanique n'ait pas été la cause de la suppuration.

Comme nous avons trouvé chez nos malades, dans le pus, ce bacille à l'état de pureté, à l'exclusion de tout autre, nous pensons qu'il a joué un rôle véritablement *pathogène*, et qu'il a été la cause de la suppuration, comme on voit le *staphylocoque* ou le *pneumocoque* envahir le conduit auditif et donner lieu à une suppuration à staphylocoques ou à pneumocoques.

L'absence de tout autre microbe pyogène et la présence à l'état de pureté du *bacille pyocyanique* dans le pus de nos deux malades nous paraît militer en faveur de cette opinion.

Il est vrai que l'un de nos malades était manifestement tuberculeux ; et on sait que le pus des abcès tuberculeux

est fréquemment privé de tout microbe décelable par l'ex a-
men microscopique. Mais le deuxième de nos malades ne
présentait aucune manifestation tuberculeuse ; et pour lui
assurément l'origine *pyocyanique* de l'otite moyenne peut
être maintenue d'une façon tout à fait plausible.

Réflexions.

Des observations recueillies par les auteurs et de celles que nous avons prises nous-même, peut-on essayer de dresser une liste de fréquence de tel ou tel micro-organisme dans les suppurations de l'oreille? Nous ne le croyons pas.

Les différents microbes se rencontrent dans le pus d'une façon très variable; et, en présence des résultats obtenus nous pensons qu'il est prématuré de diviser les écoulements de l'oreille en *otite à streptocoque, otite à staphylocoque, otite à pneumocoque*, etc. On ne peut constater qu'une chose, c'est la grande diversité de micro-organismes dans le conduit auditif externe et dans la caisse et la difficulté qu'il y a d'établir aujourd'hui, une classification des otites. D'autant plus que dans presque tous les cas l'examen des liquides pathologiques de la caisse par exemple a été pratiqué plus ou moins longtemps après la rupture du tympan. Toutes ces recherches bactériologiques auraient évidemment une tout autre valeur si elles reposaient sur des examens faits dans certaines conditions spéciales, immédiatement après la perforation spontanée ou opératoire du tympan.

Netter soutient que l'*otite à streptocoque* est la plus fréquente et la plus grave par ses complications. Mais les recherches de Gradenigo, de Levy et Schrader, de Zaufal, et les observations que nous avons prises nous-même ne nous paraissent pas militer en faveur de cette opinion.

Ces *formes cliniques* ne sont légitimées ni par la marche, ni par les symptômes, ni par les complications de la maladie : *certaines otites moyennes graves* ne contiennent que des *staphylocoques* alors qu'un *simple bouchon* cérumineux est riche en *streptocoques*.

Nous ne résumerons pas la liste des différents microbes qui ont été décrits dans le pus ou les sécrétions des oreilles : nous dirons seulement que sur 50 malades observés par nous, nous avons trouvé, après avoir pratiqué de nombreuses cultures, des inoculations, etc.

Les staphylococci, 27 fois.

Les streptococci, 18 fois.

Le bacillus pyocyanicus, 2 fois.

Nous n'avons jamais rencontré de *pneumocoques* ni de *bacilles de Koch*. Nous ne parlons pas, dans ce résumé, des différents *microbes saprogènes* que nous avons rencontrés, tels que le tetragenus, le versicolor de Flugge, etc.

Cette énumération ne présenterait aucun intérêt. Nous renvoyons aux observations des auteurs et aux nôtres ; le nom des différents micro-organismes y est indiqué, sauf dans quelques cas où il a été impossible de les déterminer.

Si Netter et d'autres médecins ont cru devoir accorder le plus de virulence aux otites *à streptocoques*, c'est que, d'après eux, les complications méningées ou articulaires seraient plus fréquentes à la suite de ces *otites à streptocoques*.

Dans un cas (1), il s'agit d'un individu qui, à la suite d'une otite aiguë, meurt de méningite ; à l'autopsie le pus

____

(1) Netter. *Annales des mal. des oreilles et du larynx*, oct. 1888.

et l'écoulement auriculaire et celui trouvé dans les méninges renfermaient un grand nombre de *streptocoques*.

Dans un autre (1), c'est une femme qui meurt de méningite après avoir présenté une otite suppurée : le pus de l'oreille, de l'humeur vitrée, le sang de la veine du pli du coude contenaient des *streptocoques*.

Les méningites *à pneumocoques* consécutives à des otites *à pneumocoques* sont encore plus incertaines : le cas de Leyden (2), de Senger (3), ne sont pas très probants : on ne peut guère faire à leur sujet que des suppositions, les examens bactériologiques ayant été incomplets (4).

Dans un cas récent décrit par Netter (5), il s'agit d'un *pseudo-rhumatisme infectieux à streptocoques*. Pendant la vie il avait été fait des examens et des cultures de pus du genou, du bras, et du sang de la veine médiane de l'avant-bras. Ces cultures avaient montré la présence à l'état de pureté du *streptocoque pyogène*.

A l'autopsie le même micro-organisme avait été retrouvé dans tous les foyers purulents articulaires, péritendineux, musculaires, etc. ; le pus fétide de l'oreille renfermait le *streptocoque*. Ce pseudo-rhumatisme infectieux était causé, ajoute Netter, par le streptocoque qui avait eu pour porte d'entrée la caisse du tympan malade depuis longtemps.

(1) Netter, *loc. cit.*, 1888.
(2) Leyden, *Centr. f. kl. Med.*, 1883.
(3) Senger, *Archiv. f. exp. Path. u. Pharm.*, 1886.
(4) Il est bien évident que nous ne contestons pas l'existence de *la méningite à pneumocoque* démontrée par les travaux de Netter, Fraenkel, Foa et Uffredozzi, Weichselbaum, Neumann et Schœfer, Ortmann, Monti, etc. (Voir les indications bibliographiques dans les *Annales des mal. des or. et du larynx*, oct. 1888, page 523.
(5) Netter, *Société medic. des hôpit. de Paris*, 5 fev. 1892.

Ces accidents, dus aux streptocoques, sont, d'après nous, en nombre trop restreint, jusqu'à présent pour qu'on puisse faire de l'*otite à streptocoque* une otite spéciale : il serait prématuré de vouloir établir dès maintenant une classification non justifiée par le nombre d'observations.

Lorsque les recherches sur la bactériologie des otites seront plus nombreuses, et que l'examen bactériologique des méninges aura été pratiqué avec plus de soin ainsi que l'examen otologique du conduit le plus souvent négligé ou incomplètement fait, nous croyons qu'il pourra en être des *staphylocoques* comme des *streptocoques* ou des *pneumocoques* : on décrira des *méningites à staphylocoques* consécutives à des otites contenant le même microbe.

De l'antisepsie en otologie.

Nos recherches bactériologiques sur la diversité des microbes qu'on peut trouver dans le conduit auditif normal
ou pathologique n'auraient que l'intérêt d'une simple statistique, si nous ne pouvions nous en servir pour la *thérapeutique*.

En présence de cette variété de microbes de la constance
des micro-organismes dans le conduit et la caisse, l'antisepsie rigoureuse de l'oreille s'impose.

Il semble, au premier abord, inutile d'y insister, puisque, en théorie l'antisepsie est admise par presque tous.

Mais en pratique on voit qu'il n'en est plus de même : un
grand nombre de médecins, en effet, se servent d'instruments à peine essuyés après chaque malade, ou même né-
gligent de nettoyer l'otoscope, s'il leur semble propre, ou
bien prescrivent aux malades des solutions et des bains
auriculaires, sans se demander ce que peuvent devenir
des microbes dans de pareils milieux de culture.

En somme il en est en otologie comme en chirurgie ; on
ne saurait trop éveiller l'attention du côté de l'*asepsie* et de
l'*antisepsie* des instruments et des milieux. Comme en chirurgie, il est des otologistes qui, tout en croyant être propres au point de vue *Lystérien*, ne prennent aucune précaution sérieuse de désinfection ou d'antisepsie. D'autres

trouvent inutiles d'être *propres*, et dédaignent toute précaution ; de ceux-là nous ne nous occuperons point.

Nous croyons donc devoir insister sur le traitement général de l'oreille, au point de vue antiseptique ; nous parlerons, non point de telle ou telle formule préférable à telle autre, mais de la manière de comprendre la propreté de l'oreille malade (1).

Nous passerons en revue :

1° L'*antisepsie de l'oreille et de la bouche* ;

2° L'*antisepsie des instruments et des médicaments.*

Lorsqu'on aura à soigner un individu atteint d'otite aiguë, furonculeuse, chronique, etc., on pratiquera une *antisepsie rigoureuse* du conduit auditif : l'oreille bien nettoyée, on placera une boulette de *coton aseptique* à l'entrée du conduit.

Généralement ces lavages sont très incomplètement faits par les malades qui se contentent de seringuer l'entrée du conduit ; aussi observe-t-on assez souvent des malades qui se font des injections auriculaires antiseptiques depuis plusieurs semaines, sans aucune amélioration, et dont le fond du conduit est rempli de vieux débris épithéliaux, de pus, etc. : on comprend que dans ces conditions une otite ait une durée très longue.

______

(1) « Le traitement antiseptique, dit le Dr Hartmann dans son *Traite des maladies de l'oreille* (Berlin, 1889) ayant fait merveille dans les mains des chirurgiens, on ne pouvait manquer de l'appliquer aussi aux suppurations de l'oreille. Le développement d'organismes inférieurs ne joue-t-il pas un rôle important dans la production de la sécrétion et dans la persistance de l'inflammation » ?

C'est le médecin qui devra les premières fois, se charger de ces injections et ne les laisser faire au malade que lorsque celui-ci ou son entourage auront bien compris et la nécessité d'un nettoyage complet et la manière d'y procéder.

Ces conseils sont surtout importants lorsqu'il s'agit d'une otite de la caisse, non point avec large perforation ou destruction du tympan, mais avec une perforation moyenne ou petite, dans ces cas où le liquide a de la peine à bien pénétrer dans la caisse, le pus de la difficulté à en sortir, et où il est souvent nécessaire de pratiquer directement le lavage de la caisse soit en injectant la solution par la trompe d'Eustache, soit en la faisant passer au moyen d'une petite sonde au travers de la petite perforation ; lorsque l'écoulement du pus se fait d'une manière incomplète par une perforation dont le diamètre ne permet pas à la sécrétion de gagner le conduit auditif externe, dans certaines otites, le médecin devra agrandir la perforation ; c'est alors seulement que les lavages pourront être profitables.

Quant au choix de la solution antiseptique, il doit varier selon l'âge et la tolérance du malade, selon la nature et la durée de l'otite. Souvent tel antiseptique donnera de très beaux résultats en quelques jours chez un malade, et ne réussira pas chez un autre. Aussi vouloir se servir d'un antiseptique, à l'exclusion de tout autre, dans les maladies de l'oreille, nous paraît une faute de thérapeutique.

En résumé on peut employer les différents antiseptiques, mais quel qu'il soit on devra toujours s'en servir avec méthode, faire les lavages soi-même, pendant un certain temps.

1. — Eau distillée . . . . 800 grammes
 Perm. de potasse . . . . 1 —
2. — Eau bouillie. . . . . 500 —
 Liq. de V. Swieten. . . . . 50 —
3. — Eau bouillie. . . . . 400 —
 Acide phénique . . . . 5 —
 Glycérine . . . . 100 —
4. — Eau boriquée.
5. — Solution alcoolique d'acide salicylique à 10 0/0 deux cuille-
 rées à café dans 100 grammes d'eau bouillie.

On obtient également de réels services de l'emploi des poudres antiseptiques (acide borique, iodoforme, salol, etc.).

Dans les cas d'otites moyennes, on n'oubliera pas les rapports de la bouche, du pharynx, et de l'oreille moyenne : aussi devra-t-on prescrire, en même temps que les injections auriculaires, des lavages de la bouche et des gargarismes composés de substances antiseptiques.

On conseillera aux malades de se *savonner* les dents avec une brosse sur laquelle on mettra un peu de savon de toilette : ce savonnage portera sur les faces externe et interne des dents. Ensuite la bouche sera lavée avec des substances antiseptiques parfumées :

Acide thymique. . . . . 0 gr. 50 centigr.
Acide benzoique. . . . . 5 »
Teinture d'eucalyptus . . . . 30 »
Alcool . . . . 200 »
Essence de menthe. . . . . . . 0 » 60 »

Ou bien :

Acide thymique	0 gr. 25 centigr.	
Sublimé	1	»
Acide benzoïque . . . . ,	6	»
Teinture d'eucalyptus.	30	»
Alcool.	200	»
Essence de menthe.	1	»

Quelques gouttes dans un verre d'eau suffisent pour donner un liquide antiseptique avec lequel la bouche sera lavée.

Ces précautions permettent de lutter contre l'envahissement des microbes de la bouche dans l'oreille moyenne par la trompe d'Eustache. Cette porte d'entrée est d'autant plus à redouter que, comme Vignal l'a montré, les microbes de la bouche sont d'une très grande variété à l'état normal.

Asepsie des instruments. — C'est, en otologie comme en chirurgie, un point des plus importants, souvent négligé par le médecin, soit qu'il n'y pense pas, soit qu'il procède à cette asepsie d'une façon incomplète.

Ordinairement on a soin de nettoyer et d'essuyer l'otoscope après chaque malade, par propreté et surtout par crainte d'inoculer la syphilis, comme le cas s'est malheureusement présenté quelquefois à la suite du cathétérisme de la trompe (1). Souvent le même otoscope sert à plusieurs malades sans être essuyé.

Nous avons pris des otoscopes qui nous avaient servi à examiner des malades et nous avons cherché les micro-

(1) A la clinique otologique des sourds-muets M. Ladreit de La Charrière oblige chaque malade à apporter sa sonde, de telle sorte que toute contamination est impossible.

organismes qui y étaient accolés. Quelques-uns de ces instruments ont été simplement essuyés à un linge sec, comme
on le fait souvent ; d'autres ont été trempés dans une solution de thymol ou de phénol puis essuyés au linge ;
d'autres enfin ont été trempés dans une solution antiseptique, essuyés et *flambés*.

Tous ces otoscopes ainsi examinés par nous ont donné
naissance à des nombreux micro-organismes ; nous avons
résumé ces essais de culture dans le tableau suivant, sans
entrer dans tous les détails de *technique* bactériologique
qui sont connus, et ne nous paraissent avoir aucun intérêt
dans la question.

1° *Otoscopes essuyés.*	streptococcus. bacillus pyocyancus.
2° *Otoscopes trempés dans une sol.* *antiseptique et essuyés.*	gros bacilles (?). proteus vulgaris. staphylococcus.
3° *Otosc. sans aucun nettoyage.*	staphylococcus. micrococci (?). tetrageni.
4° *Otoscopes trempés dans une sol.* *antisept. essuyés et flambes.*	rien, trois fois. prodigiosus, 1 fois.

On voit donc par ce tableau combien il importe de procéder à un nettoyage complet de l'instrument, après s'en
être servi. Tous ces otoscopes ont donné de nombreuses
cultures, contenant soit des microbes pathogènes, sauf
ceux qui, après avoir été trempés dans une solution antiseptique et essuyés, ont été *flambés* : sur quatre cas ces
instruments n'ont donné lieu à aucune culture trois fois ;
une fois un microbe a poussé sur plaque ; mais le *micrococcus prodigiosus* est une impureté si répandue qu'on

peut supposer ou qu'il a contaminé l'otoscope après le flambage, ou qu'il est tombé dans la plaque.

Asepsie du coton. — Un grand nombre de personnes ont l'habitude de porter du coton dans les oreilles, même à l'état normal, alors qu'elles ne souffrent d'aucun mal de ce côté.

S'il survient une inflammation ou un écoulement léger ou persistant, généralement le coton dans l'oreille est employé avec grand soin : ces malades ne circulent pas dans la rue sans se protéger le conduit auditif contre l'air extérieur, ou bien le coton ainsi placé sert à absorber le pus ou à l'empêcher de couler sur la joue.

Cette méthode, que le malade emploie de lui-même ou que lui conseille le médecin, est excellente en elle-même.

Mais il en est en otologie comme en chirurgie ; pour que la ouate rende des services en cas de suppuration, ou ne soit pas nuisible, il est de toute importance de n'employer qu'un coton bien aseptique.

Il faut donc avoir soin de recommander aux malades de ne se servir que d'un coton bien propre, qui n'ait pas traîné, comme c'est l'usage, dans une poche ou sur un meuble.

Nous avons pris des échantillons de coton que des malades avaient sur eux (généralement dans leur poche), et qu'ils avaient l'intention de se mettre dans l'oreille, et nous en avons fait des cultures (1).

Dans tous les cas nous avons obtenu des cultures variées : ces microbes étaient des saprogènes, par conséquent des

---

1) Ce coton était placé dans un tube de bouillon pendant 24 heures à l'étuve ; le lendemain une goutte était semée sur plaque de Petri.

organismes inoffensifs ; mais on peut admettre que dans certaines conditions des microbes pathogènes peuvent s'y rencontrer, et être déposés ainsi par le malade dans son conduit auditif.

Le malade devra donc prendre dans son paquet de coton ou de ouate hydrophile, ou de coton boriqué, une petite quantité qu'il placera dans une *boite propre*, où il puisera au fur et à mesure des besoins, en ayant soin de ne pas contaminer sa provision.

L'asepsie des médicaments. — Elle devra également être recommandée aux malades, trop portés à se mettre dans les oreilles, sous prétexte de soulagement, certains médicaments inutiles par eux-mêmes, et qu'il est facile de remplacer.

Il est en effet presque de règle, lorsqu'un enfant par exemple, se plaint de souffrir dans une oreille, de faire couler dans le conduit auditif externe, pour calmer la douleur, de l'infusion de pavot ou de guimauve. Ce bain local est dans bien des cas un calmant assez efficace.

Mais il est de toute nécessité, surtout au début d'une otite, alors qu'on ne sait pas encore quelles en seront les lésions, de maintenir le conduit dans un état complet d'asepsie. Tous ces bains locaux peuvent être bons, mais à la condition qu'ils soient bien antiseptiques.

Nous avons semé sur gélose quelques gouttes d'une décoction de pavot et de guimauve qui avait été abandonnée plusieurs heures dans un récipient découvert. Nous avons obtenu de belles cultures de *bacillus subtilis*, de *micrococcus prodigiosus*.

Bien que le *bacillus subtilis* ne semble avoir aucune action pathogène, comme Wyssokowitsch (1) a essayé de le montrer et que le *prodigiosus* soit un micro-organisme qui paraisse inoffensif, il n'en est pas moins vrai qu'il est inutile de placer sur une plaie ces micro-organismes.

Sous prétexte que ces microbes ne sont pas pathogènes, aucun chirurgien n'ira, sur une amputation de cuisse par exemple, verser des cultures de *bacillus subtilis* ; la plaie de l'oreille mérite les mêmes égards.

Ces bains locaux seront donc *aseptiques* ou *antiseptiques* (acide borique, sublimé, etc., voir page 42).

De ces précautions, en apparence minutieuses et inutiles, dépendra souvent l'existence du tympan, sans parler des complications mortelles qu'une otite mal soignée peut amener.

(1) *Zeitschrift f. Hygiene*, 1886.

Conclusions.

Des recherches faites par les auteurs et de celles que nous avons pratiquées sur les microbes contenus dans les sécrétions normales et pathologiques des oreilles nous croyons pouvoir tirer quelques conclusions :

1º L'oreille, comme la bouche, contient un grand nombre de microbes pathogènes et saprogènes : on y retrouve le streptocoque, le staphylocoque, le pneumocoque, le bacille pyocyanique, le microcoque tétragène, le microcoque versicolor de Fluggé, etc., etc. Les *plus fréquemment* observés sont les *staphylocoques* et les *streptocoques*.

2º Bien qu'on ait voulu diviser les suppurations de l'oreille en OTITES à *streptocoques*, à *staphylocoques*, à *pneumocoques*, etc., selon que l'écoulement contenait le streptocoque, le staphylocoque, le pneumocoque, etc., il ne nous semble pas que cette division clinique soit suffisamment justifiée : certaines otites graves contiennent des streptocoques, alors que chez d'autres malades ce sont les staphylocoques ou les pneumocoques qui donnent à l'affection auriculaire sa gravité ; un simple bouchon cérumineux, sans inflammation auriculaire, contient des streptocoques, alors qu'un écoulement purulent ayant détruit le tympan ne renferme que des microcoques tétragènes.

4

3° Les bacilles de Koch se retrouvent très rarement dans le pus de l'otite, même chez des tuberculeux gravement atteints (1).

4° Pour se mettre le plus possible à l'abri de l'envahissement de l'oreille par les micro-organimes, il est nécessaire de pratiquer aseptiquement des examens d'oreille avec des instruments aseptiques, de désinfecter avec soin les instruments après chaque malade, et de ne prescrire en injections ou bains auriculaires et en lavages de la bouche que des médicaments antiseptiques.

(1) Les conditions dans lesquelles nous observions nos malades, ne nous ont malheureusement pas permis de rechercher le bacille de Koch à l'aide d'inoculations aux animaux.

INDEX BIBLIOGRAPHIQUE

Mayer. — *Mullers Archiv.*, 1844.

Paccini — *Archiv. f. Ohr.*, 1865.

Leyden. — *Central. f. kl. Med.*, 1883.

Vignal — *Archives de physiologie*, 1886.

Ledderhose. — *Berlin. klin. Woch.*, oct. 1887.

Lœwenberg. — *Union médicale*, 1888.

Senger. — *Archiv. f. exp. Path. u. Pharm.*, 1886.

Ladreit de Lacharrière. — *Dict. encyclop. des sciences méd.*

Bezold. — *Wiesbaden*, 1888.

Wyssokowitsch. — *Zeitchr. f. Hygiene*, 1886.

Reymann. — *Journal of. Laryng. and rhin.*, janv. 1888.

Netter et Delpeuch. — *Société anatom.*, oct. 1888.

Netter. — *Annales des mal. de l'oreille*, oct. 1888.

Zaufal. — *Prager med. Woch.*, n° 8, 1888, et *Semaine médicale*, déc. 1888.

Rohrer. — *Berlin. klin. Woch.*, n° 6, 11 fév. 1889.

— *Statistique médicale de l'armée française*, 1889.

Charrin. — *La maladie pyocyanique*, 1889.

Fenoglio. — *Annales des mal. de l'oreille*, mai 1889.

Habermann. — *Archiv. f. Ohr.*, vol. XXVIII.

Hartmann. — *Traité des mal. de l'oreille*, Berlin, 1889.

Siebenman. — *Berlin. klin. Woch.*, 1889.

Netter. — *Société de biologie*, avril 1889.

Rohrer. — *Congres d'otologie*, 1889.

Zaufal. — *Prag. med. Woch.*, n° 6, 12, 15, 1889.

Gradenigo. — *Congres international d'otologie de Paris*, 1889.

Lévy et Schrader. — *Berlin. klin. Woch.*, 48, 2 déc. 1889.

Zaufal. — *Prager med. Woch.*, fév. 1890.

Chantemesse. — *Gazette hebdomad. de med.*, 8 mars 1890.

Gradenigo et **Penzo**. — *Académie royale de médecine de Turin*, juillet 1890.

— *Semaine médicale*, 1890

Gradenigo. — *Congrès de Berlin*, 1890.

— *Société de biologie*, 1890.

Zaufal. — *Congrès de Berlin*, 1890.

Moos. — *Zeitschr. f. Ohr.*, vol. XX.

Maggiora et **Gradenigo**. — *Centralblatt f. Bakt. u. Parasitenkunde*, nov. 1891, page 625.

Rohrer. — *Lehrbuch*. Leipzig, 1891.

Dubreuilh. — Des moisissures parasitaires de l'homme. *Archives de médecine expér.*, mai et juin 1891.

Martha. — *Archives de médecine expérimentale*, 1892.

Nimier. — Répartition des affections de l'oreille. *Annales des mal. de l'oreille*, oct. 1892.

Netter. — *Société méd. des hôpit. de Paris*, 5 fév. 1892.

TABLE DES MATIÈRES

Imp. G. Saint-Aubin et Thevenot, St-Dizier, 30, Passage Verdeau, Paris.